Diabetes Ratgeber

Wie Sie den richtigen Umgang mit Diabetes erlernen und Ihren Blutzucker dauerhaft senken - inkl. den besten Tipps für Diabetiker

Martina Hirsch

INHALT

Das erwartet Sie in diesem Buch

Diabetes – eine weitverbreitete Erkrankung. Diabetes kann jeder bekommen. Diabetes kann viele Ursachen haben. Die Betroffenen, die diese Diagnose erhalten, sind meist geschockt. Sie wissen nicht, was auf sie zukommt, sie sind verunsichert und sie fragen sich oft, wie sie damit umgehen sollen und worauf sie verzichten sollten. Die Diagnose bedeutet für viele Betroffene einschneidende Veränderungen in ihrem Leben. Auch Familienmitglieder, Freunde und Partner sind oftmals mit der Situation überfordert.

Hier erfahren Sie, was Diabetes ist und was Sie tun können. Sie erhalten Tipps zum direkten Umsetzen und viele wertvolle Informationen zum Thema Diabetes. Je besser Sie informiert sind, desto besser und sicherer können Sie mit der Krankheit umgehen.

Lassen Sie sich von Diabetes nicht Ihr Leben bestimmen. Nehmen Sie Ihr Leben mit Diabetes selbst in die Hand!

Diabetes – eine weitverbreitete Stoffwechsel- erkrankung

Im Gesundheitsbericht 2021 der *Deutschen Diabetes Gesellschaft* ist zu lesen:

„Mehr als 7 Millionen Menschen in Deutschland haben Diabetes. Bei 500.000 Neuerkrankungen im Jahr schätzen Experten, dass im Jahr 2040 bis zu 12 Millionen Menschen erkrankt sein werden. Diese Menschen haben ein bis zu 2,6-fach höheres Risiko für einen frühzeitigen Tod, ihre Lebenserwartung ist um etwa 5 bis 6 Jahre geringer als bei Menschen ohne Diabetes. Trotz aller Bemühungen deutet gegenwärtig nichts darauf hin, dass die kontinuierlich steigende

Neuerkrankungsrate eingedämmt werden könnte. Wie Studien zu Corona und Diabetes nahelegen, haben an Covid-19 erkrankte Diabetespatienten einen schwereren Krankheitsverlauf und ein erhöhtes Mortalitätsrisiko. Veränderliche Risikofaktoren können dabei unter anderem die Diabeteseinstellung und das Übergewicht sein. Somit wird man hier auf das Thema einer effektiven Diabetes-Prävention zurückkommen. Wie viele Menschen hätte man damit nicht nur vor Diabetes und den dadurch bedingten Folgeerkrankungen bewahren können, sondern auch vor einem ungünstigeren Verlauf bei Covid-19-Erkrankung?"

Diabetes mellitus ist eine Stoffwechselerkrankung, bei der der Blutzucker dauerhaft erhöht ist. Umgangssprachlich nennt man Diabetes auch „Zuckerkrankheit". Ein zu hoher Blutzucker, eine „Hyperglykämie", kann viele Ursachen haben.

Das Wort „Diabetes" hat seinen Ursprung im Griechischen und bedeutet so viel wie „Hindurchfließen". „Mellitus" hingegen stammt aus dem Lateinischen und heißt „honigsüß". Zusammengesetzt bedeutet Diabetes mellitus demnach „honigsüßer Durchfluss". Der Körper versucht ab einer bestimmten Menge Zucker im Blut, ca. 160 – 180 mg pro Deziliter, diesen über die Nieren auszuscheiden. Der Urin schmeckt deshalb süßlich und die Krankheit hat dadurch ihren Namen erhalten. Durch die vermehrte Aktivität der Nieren kommt es zu den ersten Symptomen: vermehrtes Wasserlassen und starkes Durstgefühl. Dies können erste Anzeichen der Erkrankung sein. Den häufigen Symptomen von Diabetes widmen wir uns zu einem späteren Zeitpunkt noch ausführlicher.

Welche Diabetes-typen und Ursachen gibt es?

Nicht jeder, der an Diabetes erkrankt, hat die gleiche Ursache. Es gibt unterschiedliche Diabetestypen und dadurch gibt es auch unzählige Ursachen, die Diabetes auslösen können.

DIABETES TYP 1

Die zwei bekanntesten Diabetestypen sind Diabetes mellitus Typ 1 und Typ 2. Der Diabetes mellitus Typ 1 beginnt sehr rasch durch einen absoluten Insulinmangel im Körper. Dies bedeutet, dass die Zellen der Bauchspeicheldrüse plötzlich kein Insulin mehr produzieren können. Ein Infekt, ein Autoimmunprozess oder eine Entzündung der Bauchspeicheldrüse können zum Beispiel Diabetes Typ 1 hervorrufen.

DIABETES TYP 2

Beim Diabetes mellitus Typ 2 sieht es da etwas anders aus. Die Erkrankung beginnt schleichend, langsam und entwickelt sich oft über mehrere Jahre. Es dauert meist lange, bis die erhöhten Blutzuckerwerte festgestellt werden und der Diabetes diagnostiziert wird. Je früher ein Diabetes erkannt wird, desto vorteilhafter, um die Folge- beziehungsweise Begleiterkrankungen zu verhindern. Bei diesem Diabetestyp besteht ein relativer Insulinmangel. Ein relativer Insulinmangel bedeutet, dass entweder die Bauchspeicheldrüse noch in der Lage ist, Insulin zu produzieren, allerdings nicht in ausreichender Menge, oder die Insulinwirkung an den Zellen verringert ist.

Früher trat Diabetes Typ 2 meist nur im Alter auf. Dadurch wurde es auch als „Altersdiabetes" bezeichnet. Zwischenzeitlich werden die Erkrankten immer jünger. Auch Kinder und Jugendliche sind hiervon schon betroffen. 80 % der Diabetes Typ2-Erkrankten sind übergewichtig. Eine Ernährungsumstellung, mehr Bewegung und eine Gewichtsabnahme können schon erhebliche Verbesserungen herbeiführen. Das Ziel sollte sein, Normalgewicht zu erreichen.

LADA

Zwischen Typ 1 und Typ 2 gibt es den Typ LADA. LADA ist eine Abkürzung und steht für die englische Bezeichnung „latent autoimmune diabetes in adults". Im Praxisalltag lässt sich LADA oft nur schwer von Diabetes Typ 1 und Typ 2 unterscheiden. Bei diesem Diabetestyp werden Ähnlichkeiten und Überschneidungen festgestellt. Bei der Diagnose von LADA sind die Betroffenen meist schon älter als 35 Jahre.

DIABETES TYP 3

Unter dem Diabetes Typ 3 werden verschiedene seltene Diabetestypen zusammengefasst. Ursachen können sein: Gendefekte in den Insulin-produzierenden Betazellen der Bauchspeicheldrüse. Dieser Typ wird auch MODY genannt. Weitere Ursachen sind Gendefekte der Insulinwirkung, Erkrankungen der Bauchspeicheldrüse wie zum Beispiel chronische Entzündungen, Verletzungen – etwa bei Unfällen, die operative Entfernung der Bauchspeicheldrüse oder Neoplasmen der Bauchspeicheldrüse –, also die vermehrte Neubildung von Gewebe. Auch Erkrankungen wie Mukoviszidose oder Hämochromatose können hier Ursache sein. Weitere mögliche Ursachen sind Erkrankungen beziehungsweise Störungen des Hormonsystems wie zum Beispiel Morbus Cushing, Akromegalie, Schilddrüsenüberfunktion, Phäochromozytom. Auslöser können Chemikalien oder Medikamente, Viren, weitere Autoimmunerkrankungen oder genetische Syndrome wie zum Beispiel Trisomie 21 sein.

DIABETES TYP 4

Der Schwangerschaftsdiabetes gilt als die häufigste Begleiterkrankung bei einer Schwangerschaft. Meist verläuft er symptomlos, kann allerdings auch zu ernsthaften Komplikationen bei Mutter und Kind führen. Der Schwangerschaftsdiabetes wird auch als Gestationsdiabetes oder Diabetes Typ 4 bezeichnet. Diese Form der Zuckerkrankheit tritt erstmals während der Schwangerschaft auf und ist meist nach der Geburt genauso plötzlich wieder verschwunden, wie er aufgetreten ist. Bei Schwangerschaftsdiabetes sprechen Sie bitte mit Ihrem Gynäkologen. Er ist hier Ihr richtiger Ansprechpartner.

Jeder Diabetestyp hat unterschiedliche Ursachen und wird individuell behandelt. Dadurch ist es wichtig zu wissen, welcher Diabetestyp vorliegt und wie dieser behandelt werden und was der Betroffene selbst tun kann.

Diabetes und Schwangerschaft

Eine Schwangerschaft bei Diabetes sollte gut geplant sein. Diese gilt als Risikoschwangerschaft. Frauen, die von Typ-1- oder Typ-2-Diabetes betroffen sind, sollten bereits vor einer Schwangerschaft vorsorglich einige Untersuchungen durchführen lassen. Folgende Untersuchen werden empfohlen:

- ein Blutbild,
- der Langzeitblutzuckerwert,
- eine augenärztliche Untersuchung,
- die Untersuchung auf Neuropathien,

- die Schilddrüsenhormone und
- der 24-Stunden-Sammelurin für das Kreatinin-Clearance.

Der richtige Ansprechpartner, um dies alles frühzeitig abzustimmen, ist Ihr Gynäkologe. Sprechen Sie ihn direkt darauf an.

Akute Komplikationen: Über- oder Unterzucker

Der Körper hat von Natur aus Möglichkeiten, den Blutzucker selbst zu regulieren, und schützt sich dadurch vor zu viel und auch vor zu wenig Zucker im Blut. Beginnen wir mit der Hypoglykämie.

UNTERZUCKER – HYPOGLYKÄMIE

Die Hypoglykämie ist der Unterzucker und kann auch bei Diabetikern auftreten, wenn der Blutzucker zu stark absinkt. Da Diabetiker allerdings so gut wie immer einen erhöhten Blutzucker aufweisen, kann dies im Normalfall nur passieren, wenn Blutzucker-senkende Medikamente eingenommen werden, beziehungsweise Insulin gespritzt wird. Dadurch sind insbesondere Diabetiker Typ 1 häufiger von einer Hypoglykämie betroffen, da sie eine intensivierte Insulintherapie durchführen müssen.

Es gibt viele Ursachen, die einen Unterzucker auslösen können. Dies ist zum Beispiel eine zu geringe Nahrungsaufnahme im Vergleich zu der verabreichten Menge Insulin. Bei der Menge der verzehrten Kohlenhydrate und dem notwendigen Insulin kann es zu einem Rechenfehler kommen oder die Wirkzeit des Insulins wurde nicht korrekt berücksichtigt. Es gibt Insuline, die schnell wirken. Es gibt Insuline, bei denen die Wirkung zeitverzögert eintritt. Auch bei sportlichen Aktivitäten sollte immer die Dosierung des Insulins angepasst werden. Bewegung senkt nämlich den Blutzuckerspiegel, deshalb sollte die Insulinmenge berücksichtigt und individuell angepasst werden, sonst kann es recht leicht zu einer Hypoglykämie kommen. Aus diesem Grund wird immer empfohlen, den Blutzucker zu Beginn der sportlichen Einheit und auch danach zu messen, um die Dosierung dementsprechend anzupassen. Sollten während des Sports Symptome des Unterzuckers auftreten, messen Sie umgehend Ihren Blutzucker und reagieren Sie angemessen. Eine Medikamentenüberdosierung kann ganz leicht einen Unterzucker auslösen.

Eine weitere Ursache für eine Hypoglykämie, die meist nicht bedacht wird, ist Alkohol. Allerdings ist hier Vorsicht geboten. Der Unterzucker tritt zeitverzögert, erst nach Abbau des Alkohols, auf. Demnach macht sich der Unterzucker nach einem exzessiven Alkoholgenuss am Vorabend meist erst in der zweiten Nachthälfte oder am kommenden Vormittag bemerkbar.

Eine Hypoglykämie beginnt meist mit Schweißausbrüchen, Heißhunger, Herzklopfen, Kribbeln an den Lippen, leichter Konzentrationsschwäche, Muskelschwäche, eventuell Stimmungsschwankungen. Nicht alle Symptome müssen gemeinsam auftreten. Dies ist eine Auflistung der möglichen Symptome. Ergänzend können weitere Symptome hinzukommen wie zum Beispiel Zittern, Sehstörungen, Orientierungslosigkeit und gezieltes Denken und Handeln fallen schwerer. Krampfanfälle und Bewusstlosigkeit treten bei einer schweren Hypoglykämie auf. Hier sollte umgehend der Arzt verständigt werden. Es handelt sich hierbei um einen Notfall und es können bei einer schweren Hypoglykämie bleibende Schäden, wie zum Beispiel Lähmungen, entstehen.

Der Diabetiker sollte immer auf eine regelmäßige und ausreichende Nahrungs- und Flüssigkeitsaufnahme achten. Die Kohlenhydratmengen sollten mit der Insulindosierung abgestimmt sein. Bei sportlichen Aktivitäten ist der Blutzucker regelmäßig zu kontrollieren.

Für eine Hypoglykämie kann der Diabetiker immer ein Stück Traubenzucker dabei haben. Dadurch kann er dies bei einem drohenden Unterzucker zu sich nehmen. Auch Fruchtsäfte, ein Cola-Getränk oder Süßigkeiten, die sich schnell auflösen lassen, sind hier vorteilhaft. Schokolade ist allerdings nicht geeignet, da in dieser Situation der Zucker schnell zur Verfügung gestellt werden soll und dies ist in der Kombination von Fett und Zucker in der Schokolade nicht möglich. Bleiben Sie beim Traubenzucker oder der Cola.

ÜBERZUCKER – HYPERGLYKÄMIE
UND DIE SYMPTOME VON DIABETES

Schauen wir uns jetzt die Hyperglykämie, also den Überzucker, näher an. Bei einem Überzucker steigt der Blutzucker über einen gewissen Zeitraum meist langsam an. Ab einer Menge von 250 Milligramm pro Deziliter spricht man von einer Hyperglykämie. Dies entspricht 13,8 mmol pro Liter. Ab einem Wert von 400 Milligramm pro Deziliter wird es bereits gefährlich. Werte von 600 bis sogar über 1000 Milligramm pro Deziliter können zu Bewusstseinseintrübungen bis hin zum lebensbedrohlichen diabetischen Koma führen.

Auch bei der Hyperglykämie können unterschiedliche Ursachen verantwortlich sein. Ein Überzucker kann durch zu viel oder einfach falsches Essen entstehen. Hier sind vorrangig die Kohlenhydrate verantwortlich, die den Blutzucker zu schnell in die Höhe treiben, wie zum Beispiel zuckerhaltige Getränke, Süßigkeiten oder auch Weißmehlprodukte. Wird die Insulineinnahme vergessen oder zu gering dosiert, kann schnell ein Überzucker ausgelöst werden. Diabetiker sollten außerdem auf eine intakte Insulinpumpe achten. Sollte diese Defekte aufweisen, kann hier schnell der Blutzucker ungewollt rasch ansteigen. Auch eine nicht korrekte Einnahme der Diabetesmedikamente kann dies bewirken. Vorsicht geboten ist auch bei Erbrechen, wenn die Medikamente in Tablettenform eingenommen werden. Die Einnahme weiterer Medikamente, wie etwa Cortison, kann den Blutzucker ebenfalls ansteigen lassen. Hier ist es ratsam, sich mit dem behandelnden Arzt über die Vorgehensweise der Medikamenteneinnahme abzustimmen. Stress, Fieber und Bewegungsmangel können weitere Auslöser einer Hyperglykämie sein.

Bei der Hyperglykämie treten Symptome auf, die nicht immer gleich mit einem erhöhten Blutzucker in Verbindung gebracht werden. Sollten Sie hier einen Verdacht haben, lassen Sie den Blutzucker messen und klären Sie Ursache der akuten Symptome. Eine Hyperglykämie beginnt meist mit Müdigkeit und Abgeschlagenheit.

Die zwei weiteren Symptome fallen meist schnell auf, da sie ungewöhnlich sind. Der Körper versucht den Zucker über die Nieren auszuscheiden und dadurch tritt häufiges Wasserlassen (Polyurie) auf, sowie auch ein starkes Durstgefühl (Polydipsie). Wadenkrämpfe, Muskelschwäche, Juckreiz, Übelkeit, Erbrechen und Bauchschmerzen sind ebenfalls Anzeichen eines Überzuckers. Durch den Überzucker entsteht beim Ausatmen ein Acetongeruch. Dies riecht ähnlich einem Nagellackentferner. Auch der Schweiß kann unangenehm riechen. Als weiteres Symptom ist auch hier, wie bei der Hypoglykämie, die Bewusstlosigkeit zu nennen. Diese wird auch als diabetisches Koma bezeichnet.

Die Hyper- sowie die Hypoglykämie sind gefährlich und dadurch ein Notfall. Es sollte umgehend bei Auftreten der Notarzt verständigt werden.

FOLGE- UND BEGLEIT-ERKRANKUNGEN SIND MÖGLICH

Durch einen Diabetes können Folgeerkrankungen und auch Begleiterkrankungen auftreten. Um dies zu verstehen, sollte man wissen, was im Körper eines Diabetikers, wenn der Diabetes nicht behandelt wird, überhaupt passiert. Die steigenden und hohen Blutzuckerwerte haften sich an körpereigene Eiweiße. Diese Eiweiße verlieren dadurch ihre Funktion. Diese verzuckerten Eiweiße kleben aneinander wie Zuckerwatte. Stellen Sie sich vor, wie diese Klumpen durch die Blutgefäße schwimmen sollen. Dies ist dann teilweise nur noch schlecht oder gar nicht mehr möglich. Hiervon sind die kleinen genauso wie die großen Gefäße betroffen.

In den kleinen Gefäßen wie im Bereich der Augen, insbesondere der Netzhaut sowie in den Nieren und der Nerven, kann es dann zu Beeinträchtigungen kommen. Auch die Ohren können betroffen sein. Die Erkrankung der Niere, die Nephropathie, und die Schädigung der Netzhaut, Retinopathie, sind am häufigsten zu beobachten. Sind die Ohren betroffen, kann es zu einer Schwerhörigkeit kommen.

Bei den großen Blutgefäßen, die das Gehirn, die Arme, die Beine und das Herz versorgen, können diese Verklebungen ebenfalls eine stetige und langsame Verengung der Gefäße bewirken, bis hin zu einer Arteriosklerose. Ist das Herz betroffen, kann durch eine Verengung der Herzkranzgefäße keine ausreichende Durchblutung mehr stattfinden, was zu einem Herzinfarkt führt.

Schädigungen der Nerven sind eine häufige Begleiterkrankung. Diese Nervenschädigung nennt man Neuropathie. Durch den erhöhten Blutzucker verschlechtert sich auch die Durchblutung der Nerven und diese werden folglich nicht mehr ausreichend mit Sauerstoff versorgt. Auf lange Sicht werden die Nervenzellen zerstört. Dies äußert sich oft mit Kribbeln oder einem

Taubheitsgefühl in Füßen oder Händen. Muskelkrämpfe können ebenfalls in vielen Fällen vorkommen.

Das erhebliche Problem der Neuropathien sind die auftretenden Empfindungsstörungen. Dies bedeutet als Folge, dass Verletzungen, Wunden etc. nicht schmerzen und dadurch auch nicht frühzeitig erkannt werden können. Die Wundheilung ist bei Diabetikern durch die schlechte Durchblutung und die erhöhte Infektionsrate nicht optimal und dauert um ein Vielfaches länger.

Wunden am Fuß, die nicht sofort festgestellt werden, schlecht heilen und meist immer größer werden, kommen bei Diabetikern sehr häufig vor. Diese Erkrankung nennt man „Diabetischer Fuß". Jeder Diabetiker sollte seine Füße am besten täglich auf Wunden und Verletzungen prüfen. Besondere Vorsicht ist bei der Fußpflege geboten. Schon kleinste Verletzungen können viel auslösen. Um die Fußsohlen zu kontrollieren, hilft es, einen Spiegel auf den Boden zu legen, um den Fuß von unten problemlos ansehen zu können.

Durch den erhöhten Blutzucker werden unter anderem Entzündungsprozesse im Körper leichter ausgelöst. Auch Blasenentzündungen sind sehr oft festzustellen. Der Zucker ist ein Nährboden für Bakterien.

Bei Diabetikern kann die sogenannte Ketoazidose auftreten. Aufgrund des Insulinmangels werden zur Energiegewinnung vom Körper Fette herangezogen. Bei der Verwertung dieser Fette werden Ketonkörper frei. Diese Ketonkörper können im Blut, in der Atemluft und im Urin nachgewiesen werden. Die Betroffenen kämpfen dabei meist mit Bauchschmerzen, Übelkeit und Erbrechen. Auch eine sehr tiefe Atmung, die sogenannte Kußmaul-Atmung ist festzustellen. Überschreiten die Ketonkörper einen bestimmten Schwellenwert kann dies zum Koma führen. Wiederum liegt dann ein Notfall vor.

Um diese Folgeerkrankungen sowie die Begleiterkrankungen zu vermeiden, kann der Betroffene hierfür selbst etwas tun. Die optimale Einstellung des Blutzuckerspiegels ist sehr wichtig. Besonders bei Übergewicht, dies betrifft hauptsächlich Diabetiker Typ 2, sollte eine Gewichtsreduktion auf Normalgewicht angestrebt werden.

Unter anderem ist die Behandlung von Bluthochdruck sowie Fettstoffwechselstörungen sehr wichtig. Regelmäßiges Kreislauftraining wäre sehr vorteilhaft und das Rauchen sollte reduziert, noch besser ganz eingestellt werden. Rauchen verschlimmert die Situation erheblich.

Das Insulin spielt verrückt

WAS IST INSULIN UND WOFÜR BRAUCHT DER KÖRPER INSULIN?

Insulin ist ein Hormon. Dieses Hormon wird in den Betazellen der Bauchspeicheldrüse produziert. Das Hormon hat eine wichtige Funktion im Körper zu erfüllen. Das Insulin hält unseren Blutzuckerspiegel konstant und ausgeglichen. Wird zum Beispiel eine kohlenhydrathaltige Mahlzeit verzehrt, steigt der Blutzuckerspiegel an und Insulin wird ausgeschüttet, um den erhöhten Blutzuckerspiegel wieder auszugleichen. Je mehr und je häufiger kohlenhydratreich gegessen wird, umso öfter und mehr muss die

Bauchspeicheldrüse Insulin produzieren. Dies kann auf Dauer zu einer Erschöpfung der Bauchspeicheldrüse führen.

Unter anderem gibt es Erkrankungen, Entzündungen, genetische Defekte oder andere Situationen, in denen die Bauchspeicheldrüse kein Insulin mehr produzieren kann. Der Körper kann den Blutzuckerspiegel nicht mehr selbst in Balance bringen und dadurch entsteht der dauerhaft erhöhte Blutzucker, der Diabetes. Das Insulin hat wichtige Aufgaben im Körper. Das Insulin ist dafür zuständig, dass der Zucker in unsere Zellen eingelagert wird. Sind unsere Zellen bereits voll, kann dort kein weiterer Zucker aufgenommen werden. Die Zellen können dann, zum Beispiel durch regelmäßige Bewegung, entleert werden, um wieder neuen Zucker aufnehmen zu können.

Insulin ist übrigens das einzige Hormon, das den Blutzuckerspiegel senken kann. Hierbei können noch körperliche und geistige Leistung behilflich sein. Zellen, die nicht oder nur vermindert auf Insulin reagieren, nehmen keinen oder zu wenig Zucker auf. Dies wird als Insulinresistenz bezeichnet. Wie wichtig ein ausgeglichener Blutzucker ist, halten uns die Auswirkungen des Diabetes vor Augen. Mit einer guten Insulinproduktion, einer hervorragenden Insulinwirkung und einer optimalen Insulinsensitivität kann viel Positives im Körper bewirkt werden.

MEDIKAMENTE – SPRITZEN ODER TABLETTEN?

Es gibt bei der Medikation von Diabetes zwei verschiedene Möglichkeiten. In der Diabetes-Behandlung werden einerseits Tabletten eingesetzt, andererseits wird Insulin durch Spritzengabe verabreicht. Der Arzt entscheidet, welche Medikation in welcher Dosierung für den Patienten die richtige ist.

Tabletten werden eingesetzt, wenn trotz einer Anpassung der Ernährungsgewohnheiten und mehr Bewegung keine ausreichende Besserung eingetreten ist und der Blutzuckerwert auf zu hohem Niveau bleibt. Das Ziel ist, den Blutzucker in den Normbereich zu bewegen und dort zu halten.

Es gibt hierbei verschiedene Arten von Tabletten. Eine Gruppe der Tabletten trägt dafür Sorge, dass das Insulin, welches noch in der Bauchspeicheldrüse produziert wird, verstärkt an die Blutbahn abgegeben wird. Die Insulinproduktion wird nicht gesteigert. Eine andere Art von Tabletten wirkt direkt auf die Insulinproduktion und beschleunigt diese. Weitere Arten von

Tabletten steigern die Abgabe des Insulins, allerdings in kürzerer Zeit, und dadurch setzt die Wirkung schneller ein.

Andere Tabletten wiederum verlangsamen den Blutzuckeranstieg durch eine langsamere Aufnahme der Glukose im Darm. Des Weiteren sind Tabletten erhältlich, die Blutzucker-senkend wirken und die Insulinresistenz verbessern.

Es sind immer alle Einnahmeempfehlungen, Vorgaben zur Einnahme und der Dosierung in Absprache mit dem Arzt einzuhalten. Bitte zusätzlich bedenken: Alle Medikamente, die wirken, haben auch Nebenwirkungen. Am besten ist es immer, wenn keine Medikamente benötigt werden. Dies klappt nur nicht immer. Tabletten können als alleinige Medikation eingesetzt oder kombiniert mit Insulin-Spritzen verwendet werden. Eine Insulintherapie ist anspruchsvoll.

INSULIN ALS MEDIKAMENT

Es kann notwendig werden, direkt Insulin zu verabreichen. Dies erfolgt in Form von Spritzen. Im Lauf der Zeit entwickelten sich hier einige automatisierte Möglichkeiten und auch unterschiedlich wirkende Insuline. Früher musste jeder Betroffene das Insulin selbst spritzen. Viele Menschen können sich keine Spritzen setzen. Diese Herausforderung war die erste Hürde für einen guten Blutzuckerspiegel. Heutzutage kommt immer öfter der Einsatz einer Insulinpumpe, die automatisch regelmäßig Insulin zur Deckung des Grundbedarfs abgibt, zum Einsatz.

Eine Insulintherapie ermöglicht eine flexiblere Anpassung an die Lebensgewohnheiten des Diabetikers im Vergleich zur Einnahme von Tabletten. Die Dosierung und der Zeitpunkt der Gabe können beim Verschieben einer größeren Mahlzeit oder bei sportlichen Aktivitäten besser angepasst werden. Jeder Diabetiker sollte sein Insulin, das er verwendet, genau kennen. Entscheidend ist auch, welche Wirkdauer das Insulin hat. Das Verabreichen des Insulins sollte der Patient ebenfalls beherrschen.

Früher wurde Insulin aus den Bauchspeicheldrüsen von Rindern und Schweinen gewonnen. Das Insulin heute wird mithilfe bestimmter Darmbakterien hergestellt. Insulin steht übrigens auf der Dopingliste. Es heißt, der Muskelzuwachs wird verbessert. Insulin soll die Aufnahme von Kohlenhydraten und die Bildung des Energiespeichers Glykogen in den Leber- und Muskelzellen beschleunigen. Das Dopen mit Insulin wird leichtfertig durchgeführt und dadurch unterschätzt. Es ist sehr gefährlich.

Verschiedene Therapieformen mit Insulin wurden im Lauf der Zeit entwickelt. Die Insulintherapie wird dabei individuell vom Arzt festgelegt. Hier spielen der persönliche Tagesablauf sowie die noch vorhandene eigene Produktion von Insulin durch die Bauchspeicheldrüse eine Rolle. Die Insuline unterscheiden sich hauptsächlich durch den Wirkungseintritt (schneller oder langsamer), wann der Wirkungshöhepunkt erreicht ist und wie lange das Insulin insgesamt wirkt.

Und täglich grüßt der Zuckerwert

BLUTZUCKER MESSEN – ECHT JETZT?

Die Blutzuckermessung ist ein wichtiger Bestandteil im Leben eines Diabetikers. Diese Kontrolle und die Medikation geben Sicherheit und mehr Selbstvertrauen. Die erste Messung am Tag sollte direkt nach dem Aufstehen erfolgen. Die nächste Messung wird postprandial, dies bedeutet zwei Stunden nach der Mahlzeit, durchgeführt. Hieran kann man die Blutzuckerveränderung nach der Nahrungsaufnahme gut erkennen und falls keine Regulation stattfindet, direkt eingreifen.

Gemessen werden sollte ebenfalls, bevor eine Injektion erfolgt, vor und nach allen körperlichen Anstrengungen, vor dem Autofahren beziehungsweise bei längeren Fahrten, vor der Nachtruhe und in allen unklaren Situationen, wie zum Beispiel Unwohlsein, Durchfallerkrankungen sowie Fieber.

Der Blutzuckerspiegel ist im Lauf des Tages Schwankungen ausgesetzt. Jeder Diabetiker kennt diese Veränderungen in seinem Tagesablauf. Bitte orientieren Sie sich an Ihrer Blutzuckerkurve und reagieren Sie frühzeitig. Jeder Diabetiker lernt auch, seinen Blutzucker selbst zu messen. Er kennt den Ablauf und die Vorbereitungen. Hier werden alle Betroffenen sehr gut unterstützt und erhalten eine gute Beratung und Betreuung.

BLUTIG MESSEN ODER BESSER MIT SENSOR?

Es gibt heutzutage unterschiedliche Messmöglichkeiten. Früher hat man ausschließlich blutig gemessen. Darunter versteht man, dass man sich mehrmals am Tag mit einer kleinen Nadel in die Fingerkuppe gepikst, den Blutstropfen auf einen Messstreifen aufgebracht und das Messgerät den Wert angezeigt hat. Der

Wert wird übrigens in unterschiedliche Einheiten eingeteilt. Der Blutzuckerwert lässt sich in Millimol pro Liter (mmol/l) oder Milligramm pro Deziliter (mg/dl) angeben. Das häufige Messen des Blutzuckers kann auf Dauer sehr schmerzhaft sein. In bestimmten Situationen ist die Durchführung auch nicht problemlos möglich. Außerdem ist das blutige Messen eine Momentaufnahme des Blutzuckers. Schwankungen können nicht erkannt werden.

Es gibt neue Messmöglichkeiten, die über einen am Oberarm angebrachten Sensor den Zuckerwert im Unterhautfettgewebe, also Gewebezucker, kontinuierlich messen. Dadurch können Über- oder Unterzucker akut erkannt werden. Der Sensor kann durch ein akustisches Signal vor einer Entgleisung des Blutzuckerwertes warnen. Dies stellt für viele Betroffene eine Erleichterung im Umgang mit der Diabetes-Erkrankung dar und ist eine Verbesserung in der Therapie.

WAS IST DER LANGZEITZUCKERWERT?

Der Langzeitzuckerwert, oder auch HbA1c-Wert genannt, ist ein ausschlaggebender Laborwert bei der Diagnose und Behandlung von Diabetes. Sein Wert wird entweder in der Einheit Prozent oder in Millimol angegeben.

Dieser Wert zeigt den Blutzucker der vergangenen circa 8 Wochen an und gibt Informationen darüber, wie der Blutzuckerspiegel in dieser Zeit durchschnittlich war beziehungsweise wie der Patient mit der Medikation eingestellt war. Aus diesem Grund wird der Langzeitzuckerwert auch Blutzuckergedächtnis genannt. Der Wert wird in regelmäßigen Abständen, meist alle drei Monate, bestimmt und gibt Aufschluss über den Verlauf der Erkrankung, die Therapiemaßnahmen und den Stoffwechsel.

Laut einer Expertenkommission werden die Werte wie folgt eingeteilt:

bis 6 Prozent – kein diabetischer Zustand

6 bis 7 Prozent – fast normale Glykämie

7 bis 8 Prozent – Diabetes ausgezeichnet eingestellt

8 bis 9 Prozent – Diabetes gut eingestellt

9 bis 10 Prozent – Diabetes befriedigend eingestellt

mehr als 10 Prozent – Diabetes schlecht eingestellt

In manchen Aufstellungen oder bei anderen Gesundheitsexperten gelten Werte im Bereich von 5,6 bis 5,9 Prozent bereits als sogenannter Prädiabetes. Dies bedeutet, dass hier davon ausgegangen werden kann, dass, wenn keine Maßnahmen ergriffen werden, ein Diabetes droht. Überwiegend ist dies bei Diabetes Typ 2 festzustellen. Hier kann mit einer Ernährungsumstellung, mehr Bewegung und/oder einer Reduzierung von Dauerstress früh eine Verbesserung erreicht werden.

Das metabolische Syndrom – „Das tödliche Quartett"

Von einem metabolischen Syndrom spricht man, wenn mehrere Erkrankungen oder auch Symptome gemeinsam auftreten. Hierzu zählen Übergewicht, Bluthochdruck, erhöhte Blutfettwerte sowie ein erhöhter Blutzucker. Umgangssprachlich spricht man vom „tödlichen Quartett". Bewegungsmangel, Stress, Rauchen und Alkohol begünstigen unter anderem die Entstehung eines metabolischen Syndroms.

Das Übergewicht spielt eine zentrale Rolle, da dies bei einem Großteil der Betroffenen auftritt. Ausschlaggebend für das metabolische Syndrom ist der Taillenumfang, die Triglyzerid-Werte, das HDL-Cholesterin, der Blutdruck und der Blutzuckerwert (nüchtern). Sind drei oder mehr dieser Werte erhöht beziehungsweise werden Medikamente eingenommen, um im Normbereich zu bleiben, spricht man bereits vom metabolischen Syndrom. Erschreckend ist, dass bereits immer mehr Kinder und Jugendliche vom metabolischen Syndrom betroffen sind. Das metabolische Syndrom wird auch gern als „Wohlstandsyndrom" bezeichnet.

Machen Sie den Risikotest

Dieser Test ist eine erste grobe Früheinschätzung, ob ein Risiko für einen Diabetes bestehen könnte. Er ersetzt nicht die Diagnose durch einen Arzt. Sollten Sie bereits an Diabetes erkrankt sein oder verschiedene Symptome haben, ist der Test ungeeignet.

Legen Sie sich einen Stift und ein Blatt Papier zurecht. Der Test enthält insgesamt 8 Fragen. Bei jeder Frage wählen Sie eine Antwort aus. Für jede Antwort erhalten Sie eine bestimmte Punktzahl. Diese Punkte notieren Sie sich.

Wie alt sind Sie?

Ein wesentlicher Risikofaktor ist das Lebensalter, da bei Übergewicht die Wirkung des Hormons Insulin leider nachlässt.

Unter 35 Jahren	0 Punkte
35 bis 44 Jahre	1 Punkte
45 bis 54 Jahre	2 Punkte
55 bis 64 Jahre	3 Punkte
65 Jahre und älter	4 Punkte

Wurde bei mindestens einem Familienmitglied schon Diabetes diagnostiziert?

Nein	0 Punkte
Ja, in der nahen Verwandtschaft (Eltern, Geschwister, Kinder)	5 Punkte
Ja, in der entfernten Verwandtschaft (Großeltern, Tanten, Onkeln, Cousinen, Cousins)	3 Punkte

Bitte messen Sie Ihren Taillenumfang. Hierfür benötigen Sie ein Maßband. Haben Sie kein Maßband zur Hand, können Sie sich ein Stück Schnur nehmen und dies im Nachhinein mit einem Lineal oder Metermaß abmessen. Legen Sie das Maßband zum Messen auf Höhe Ihres Bauchnabels.

Fettgewebe im Bereich des Bauches spielt für die Entstehung von Diabetes eine große Rolle.

Frau	Mann	
< 80 Zentimeter	< 94 Zentimeter	0 Punkte
80–88 Zentimeter	95–102 Zentimeter	3 Punkte
> 88 Zentimeter	> 102 Zentimeter	4 Punkte

Bewegen Sie sich mindestens 30 Minuten täglich in Form einer sportlichen Aktivität?

Heutzutage sitzen wir viel zu oft und bewegen uns immer weniger. Durch Bewegung im Alltag und auch moderaten Sport verringert sich allerdings das Diabetesrisiko.

Ja	0 Punkte
Nein	2 Punkte

Wie oft essen Sie Gemüse, Obst oder dunkles Brot (Roggen- oder Vollkornbrot)? Haben Sie täglich etwas von diesen Nahrungsmitteln in Ihre Mahlzeiten eingeplant?

Täglich	0 Punkte
Etwa zwei- bis dreimal pro Woche	2 Punkte
Gar nicht	5 Punkte

Haben Sie Bluthochdruck und nehmen Sie Medikamente dafür ein?

Übergewicht und Bluthochdruck treten meist in Kombination auf und verstärken das Risiko für Diabetes. Bluthochdruck, der unerkannt sowie unbehandelt bleibt, erhöht unter anderem das Risiko für Herzinfarkt und Schlaganfall.

Nein	0 Punkte
Ja	5 Punkte

Wurde bei anderen Untersuchungen, Erkrankungen oder bei einer Schwangerschaft irgendwann bereits ein zu hoher Blutzuckerwert festgestellt?

Nein	0 Punkte
Ja	5 Punkte

Auch der BMI ist ein weiterer Faktor, an dem eine Orientierung möglich ist. So berechnen Sie den Body-Maß-Index:

Dividieren Sie das Körpergewicht in Kilogramm durch die Körpergröße in Zentimeter hoch 2.

<25	0 Punkte
25 bis 30	1 Punkt
>30	2 Punkte

Haben Sie sich alle Punkte aufgeschrieben? Bitte addieren Sie Ihre Punkte und notieren Sie Ihr Endergebnis. Zu welchem Ergebnis sind Sie gekommen?

Die errechnete Zahl zeigt an, wie hoch das Risiko sein kann, in den kommenden zehn Jahren an einem Diabetes erkranken zu können.

Hier kommt das Ergebnis:

Bei einem Wert bis 7 Punkten ist das Risiko gering. Bei einem Wert von 7 bis 11 ist es leicht erhöht und bei Werten von 12 bis 14 besteht ein mittleres Risiko. Bei Werten zwischen 15 und 20 ist bereits ein höheres Risiko zu erkennen und ab einem Wert von 20 und mehr kann von einem sehr hohen Risiko gesprochen werden.

Diabetes und Rauchen

Rauchen und Gesundheit passen bereits im Allgemeinen schon nicht zusammen. Das Rauchen im Zusammenhang mit Diabetes hat zwei Auswirkungen. Rauchen begünstigt Diabetes und das Rauchen bei Diabetes erhöht die Gefahr für einen Herzinfarkt und Schlaganfall.

Raucher haben ein höheres Risiko einen Diabetes Typ-2 zu entwickeln als Nichtraucher. Hiervon sind Männer ab 40 Jahren sogar besonders betroffen. Es wird vermutet, dass Substanzen aus dem Tabakrauch Einfluss auf die Insulinproduktion der

Bauchspeicheldrüse haben und dadurch die Sensibilität der Insulinrezeptoren herabsetzt.

Dass Rauchen die Blutgefäße schädigt und dadurch das Risiko von Folgeerkrankungen an Augen, Nieren und Nerven auftreten können sowie es auch zum Beispiel Herzinfarkt und Schlaganfall auslösen kann, ist längst bekannt. Auch der erhöhte Blutzucker schädigt die Gefäße auf Dauer. Diabetes und Rauchen sind für die Blutgefäße eine große Gefahr und können eine Arteriosklerose, eine sogenannte Arterienverkalkung, begünstigen. In diesem Zusammenhang sollten Sie wissen, dass sich das Risiko für Durchblutungsstörungen, Bluthochdruck, Herzkreislauferkrankungen oder auch Schlaganfall verdoppeln. Rauchen kann Veränderungen der Blutfette mit sich bringen. Das LDL-Cholesterin kann steigen, das HDL-Cholesterin kann sinken. Allerdings wäre es genau andersherum vorteilhafter.

Das Nikotin im Tabak verändert anscheinend die Insulinproduktion. Es soll den Blutzuckerspiegel höher ansteigen lassen und die Produktion des wichtigen Hormons Insulin bremsen, indem es die Zellen der Bauchspeicheldrüse hemmt. Dies kann sogar die Therapie beeinträchtigen und vor allen Dingen erschweren.

Kann Zucker ersetzt werden?

Diabetiker werden meist darauf hingewiesen, den bekannten Haushaltszucker zu meiden. Zucker ist in sehr vielen Nahrungsmitteln enthalten. Meist ist dies auf den ersten Blick nicht ersichtlich. Da lohnt sich der Blick auf die Zutatenliste. Diabetikern wird empfohlen, immer besonders auf die Zusammensetzung zu achten und nicht einfach nur spezielle Lebensmittel zu konsumieren.

FRUCHTZUCKER

Fruktose wird direkt in der Leber zu Fettsäuren umgebaut. Hierfür benötigt der Körper erst einmal kein Insulin. Da könnte man denken, dies ist für Diabetiker hervorragend geeignet. Durch diesen Vorgang wird allerdings der Fettspiegel in der Leber und auch im Blut erhöht. Eine Fettleber kann ebenfalls eine Ursache von Diabetes sein. Diabetiker, die an Übergewicht leiden, sollten Fruktose eher vermeiden. Die Fruktose fördert unter anderem die Insulinresistenz und dadurch auch Diabetes.

SÜSSTOFFE

Viele Menschen und auch Diabetiker verwenden zwischenzeitlich zum Süßen auch Süßstoffe. Sie möchten den Haushaltszucker meiden und greifen dadurch zu Alternativen.

Süßstoffe haben einen süßen Geschmack, besitzen allerdings so gut wie keinen Nährwert. Diese kalorienarmen Varianten sind bei der Bekämpfung des Übergewichts sehr hilfreich. Süßstoffe enthalten keine Kohlenhydrate und der Blutzuckerspiegel bleibt bei Aufnahme von Süßstoffen konstant. Zu den Süßstoffen zählen Saccharin, Sucralose, Cyclamat, Thaumatin, Aspartam und Acesulfam K.

Seit einiger Zeit ist der Süßstoff der Steviapflanze in der EU zugelassen. Diabetiker können dieses Süßungsmittel ebenfalls verwenden. Allerdings besitzt dieser Süßstoff einen bitteren Nachgeschmack. Dies ist nicht bei jedem beliebt.

ZUCKERAUSTAUSCHSTOFFE

Zu den Zuckeralkoholen, den sogenannten Zuckeraustauschstoffen, zählen zum Beispiel Isomalt, Maltit, Lactit, Mannit, Sorbit und Xylit. Sie wirken sich nur sehr gering auf den Blutzuckerspiegel aus. Auch die Kalorien in Höhe von 2,4 kcal auf 1 Gramm sind überschaubar. Die Zuckeralkohole können allerdings unangenehme Nebenwirkungen in Form von Blähungen und Durchfällen hervorrufen.

WELCHE ART VON ZUCKER SOLL ODER KANN ICH VERWENDEN?

Wählen Sie je nach Bedarf und Vorlieben aus, ob Sie Zucker in kleinen Mengen konsumieren und dies mit Insulin bzw. Tabletten wieder ausgleichen oder ob Sie eher Süßstoffe beziehungsweise Zuckeraus–tauschstoffe als Süßungsmittel bevorzugen. Es sollte bei der Auswahl des Süßungsmittels der individuelle Geschmack berücksichtigt werden. Mit den Zuckeralternativen können einige Kalorien eingespart werden. Zur Gewichtsabnahme sind Süßstoffe ebenfalls empfehlenswert.

Der ultimative Tipp: die Haferkur

WARUM IST HAFER BEI DIABETES ZU EMPFEHLEN?

Hafer hat viele gute Kohlenhydrate und gibt dadurch viel Energie. Der Hafer besitzt erfreulicherweise einen großen Vorteil, denn er hat einen vergleichsweise niedrigen glykämischen Index. Dies bedeutet, dass der Blutzuckerspiegel beim Verzehr von Hafer, also Haferflocken oder auch Haferkleie, nur langsam und sehr gering ansteigt.

Im Hafer ist ein besonderer Ballaststoff enthalten. Dieser heißt Beta-Glucan. Beta-Glucan wirkt positiv auf den Blutzuckerspiegel und den Fettstoffwechsel. Dadurch reguliert es den Blutzuckerspiegel und es besteht sogar die Möglichkeit, die Cholesterinwerte zu senken.

ABLAUF DER HAFERKUR

Der Ablauf der Haferkur ist einfach und leicht durchführbar. An drei aufeinanderfolgenden Tagen essen Sie zum Frühstück, zum Mittagessen sowie zum Abendessen Haferflocken. Diese werden wie folgt zubereitet: Nehmen Sie 75 Gramm Haferflocken und kochen Sie diese mit 300 bis 500 Milliliter Wasser oder fettfreier Bouillon kurz auf und lassen alles circa 5 Minuten mit geschlossenem Deckel quellen. Je nach Geschmack können Sie den Haferbrei verfeinern. Hierfür ist pro Tag zusätzlich Folgendes erlaubt: 50 Gramm Erdbeeren oder Himbeeren, etwas Süßstoff, Zitronensaft, 100 Gramm Lauch oder Champignons, Zwiebeln, Knoblauch, Kräuter und Gewürze.

Sie kochen nicht gern? Kein Problem. Sie können die Haferflocken in kaltem Wasser quellen. Bitte beachten Sie: Dies dauert natürlich länger, bis Sie den Haferbrei verzehren können. Planen Sie hier ein, dass dies einige Stunden Zeit in Anspruch nehmen kann. Bitte achten Sie zusätzlich darauf, mindestens 2 Liter kalorienfreie Flüssigkeit (Wasser, Tee) pro Tag zu trinken.

Eine kleine Anmerkung: Jede Ernährungsumstellung sollte immer mit Ihrem Arzt vorab besprochen werden. Da der Blutzucker nicht den üblichen Schwankungen ausgesetzt ist, kann es möglich sein, dass die Medikation angepasst werden muss und häufigeres Messen des Blutzuckers notwendig wird.

IHRE HAFER-TIPPS

Die drei Hafer-Tipps für Sie:
- Möchten Sie Ihre Ernährung umstellen, ist zu Beginn eine mehrtägige Haferkur empfehlenswert.
- Bauen Sie Hafer in Ihr Frühstück ein. 2 bis 3 Esslöffel ins Müsli, in den Quark oder in Ihr Porridge können den Blutzuckerspiegel vormittags in Balance halten.
- Haben Sie eine Insulinresistenz? Machen Sie einen Hafertag pro Woche.

Der Lebensstil ist so wichtig

DIE ERNÄHRUNG MACHT'S

Für alle Menschen ist die Ernährung wichtig. Für Diabetiker ist die richtige Ernährung von besonderer Bedeutung. Eine ungesunde Ernährung kann bei Diabetes sehr gefährlich sein. Durch eine gute Ernährung können Symptome der Erkrankung sogar gemildert werden.

Eine grundsätzlich andere Ernährungsform wird Diabetikern nicht empfohlen. Spezielle diätetische Lebensmittel für Diabetiker sind übrigens auch nicht notwendig. Wichtig ist, auf die Auswahl der Lebensmittel zu achten und deren Einfluss auf den Blutzuckerspiegel zu bedenken.

Empfohlen werden einige allgemeingültige Ernährungsregeln. Kohlenhydrate mit einem niedrigen glykämischen Index sollten bevorzugt gegessen werden. Besonders wird der Verzehr von Gemüse angeraten. Gemüse enthält nicht nur viele Vitamine und Mineralstoffe, sondern auch Ballaststoffe. Unter anderem ist Gemüse meist kalorien- und fettarm und sättigt. Obst kann ebenfalls verzehrt werden. Hier ist auf die Menge zu achten. Auch hochwertige Fette und Öle sollten beim Kochen verwendet werden. Die Öle sollten einen hohen Anteil an Omega3-Fettsäuren enthalten.

Die richtige Zusammensetzung der Makronährstoffe ist für eine gesunde und ausgewogene Ernährung wichtig. Makronährstoffe sind Kohlenhydrate, Eiweiße und Fette. Hiermit sollten Sie sich beschäftigen, sodass Sie sich einen guten Ernährungsplan erstellen können.

Das Nährstoffverhältnis der Makronährstoffe sollte sich wie folgt zusammensetzen: 45 bis 50 Prozent Kohlenhydrate, 25 bis 30 Prozent Eiweiße und 15 bis 25 Prozent Fette.

DIE BÖSEN KOHLENHYDRATE

Kohlenhydrate benötigen wir zur Energiegewinnung sowie für unser Gehirn und Nerven. Sie kommen in vielen verschiedenen Formen wie Zucker und Ballaststoffen sowie in verschiedenen Lebensmitteln wie Getreide, Obst und Gemüse vor.

DER GLYKÄMISCHE INDEX

Kohlenhydratreiche Nahrungsmittel werden mit einem bestimmten Wert angegeben, dem glykämischen Index. Die Abkürzung hierfür ist GI. Der glykämische Index eines Nahrungsmittels gibt an, inwieweit dieses kohlenhydratreiche Lebensmittel den Blutzucker über den Normwert nach dem Verzehr anhebt. Je niedriger der glykämische Index ist, desto weniger Blutzuckerschwankungen sind nach dem Essen zu erwarten. Ein glykämischer Index von kleiner 50 bedeutet einen niedrigen glykämischen Index. Werte zwischen 50 und 70 werden als mittlerer glykämischer Index und alles über 70 als hoher glykämischer Index bezeichnet.

Im Internet gibt es viele Listen, in denen ersichtlich ist, welches Lebensmittel welchen glykämischen Index aufweist. An diesen Werten können Sie sich in Ihrer täglichen Ernährung orientieren und die

Blutzuckerschwankungen nach dem Verzehr anhand von Messungen beobachten.

DAS LEBENSWICHTIGE EIWEIß

Eiweiße sind Bausteine unseres Körpers. Eiweiße werden auch Proteine genannt. Die Eiweiße bestehen aus sogenannten Aminosäuren. Es gibt essenzielle Aminosäuren. Dies bedeutet, dass diese Aminosäuren mit der Nahrung aufgenommen werden müssen. Es gibt insgesamt 8 essenzielle Aminosäuren. Diese kann der Körper nicht selbst herstellen. Fehlt eine Aminosäure, kann kein optimaler Eiweißstoffwechsel im Körper stattfinden. Eiweiße sind für viele Funktionen im Körper ausschlaggebend: für den Fett- und Sauerstofftransport, die Aufnahme von Eisen, die Muskelfunktion, die Abwehr von Krankheitserregern, die Reparatur defekter Zellen, für gesunde Nägel und Haare und für die Herstellung von Bindegewebe und Knorpel. Sehr gute Eiweißquellen sind Eier, Fleisch und Fisch. Vegetarier weichen gern auf Hülsenfrüchte aus. Hier ist der hohe Kohlenhydratanteil zu berücksichtigen.

FETT IST NICHT GLEICH FETT

Auch Fette sind für den Körper wichtig. Fette haben wichtige Aufgaben in unserem Körper zu erledigen. Fette sind Energielieferanten und helfen bei der Aufnahme bestimmter Vitamine. Die fettlöslichen Vitamine sind E, D, K und A.

Fett transportiert Aromen und Geschmacksstoffe. Unter anderem ist es ein Baustein von Zellen und Nervengewebe und dient als Wärmeschutz. Fette sind wichtig als Schutzpolster für innere Organe wie Nieren und Gehirn.

Bei den Fetten ist darauf zu achten, dass einfach und mehrfach ungesättigte Fettsäuren wichtig für den Körper sind und täglich zugeführt werden sollten. Auch ist zu berücksichtigen, dass einige Fette und Öle nicht erhitzt werden dürfen. In zum Beispiel Schmalz, Wurst, fettem Fleisch, Sahne und Süßigkeiten sind viele gesättigte Fettsäuren enthalten. Diese Nahrungsmittel sollten so wenig wie möglich konsumiert werden.

DIE LIEBEN KALORIEN

Grundsätzlich ist die tägliche Kalorienzufuhr immer bedarfsgerecht zu berücksichtigen. Hier sind verschiedene Faktoren ausschlaggebend, wie zum Beispiel Körpergewicht, Alter, Geschlecht, berufliche Tätigkeit, Sporteinheiten etc.

SEHR WICHTIG SIND BALLASTSTOFFE

Ballaststoffe können für Diabetiker sehr vorteilhaft sein. Ballaststoffe verzögern die Aufnahme von Kohlenhydraten. Dadurch entstehen keine extremen Blutzuckerkurven, wodurch weniger Insulin notwendig wird und die diabetische Stoffwechsellage sich verbessert. Ballaststoffe müssen gut gekaut werden, dies sättigt. Unter anderem regen Ballaststoffe die Darmtätigkeit an. Empfohlen werden generell etwa 40 Gramm Ballaststoffe täglich.

DIE GETRÄNKEAUSWAHL FÜR DEN DIABETIKER

Täglich sollten etwa 2 Liter Flüssigkeit getrunken werden. Das beste Getränk hierfür ist immer noch das

Wasser. Empfohlen wird stilles Wasser und dies sollte über den Tag verteilt getrunken werden. Auch kalorien- und kohlenhydratfreie Getränke sind erlaubt. Dies sind Getränke wie Mineralwasser, Kaffee und Tee ohne Milch und Zucker und Light-Getränke. Diese Getränke haben einen Vorteil: Sie müssen nicht in die Berechnung der Broteinheiten aufgenommen werden.

Bei Milch, Fruchtsäften, Diät-Limonaden mit Zuckeraustauschstoffen sowie Cappuccino beziehungsweise Milchkaffee ist der enthaltene Zuckeranteil zu berücksichtigen. Dadurch ist es notwendig, dies in der Berechnung der Broteinheiten zu berücksichtigen. Bei den Fruchtsäften wird empfohlen, diese ausschließlich als Schorle zu genießen und diese immer zu einer Mahlzeit zu trinken. Gesüßte Fruchtsäfte, Nektare, Limonade, Bitter Lemon etc. haben einen hohen Zuckergehalt und sollten nicht getrunken werden. Diese Getränke lassen den Blutzucker rasant ansteigen.

Von alkoholischen Getränken sollte abgesehen werden. Diese Getränke können einen Unterzucker verursachen, die Funktion der Leber beeinträchtigen und sind sehr kalorienreich. Unter anderem muss die Einnahme der Medikamente beziehungsweise des Insulins angepasst werden. In Maßen können folgende

Getränke konsumiert werden: trockene Weine, Apfelwein, sehr trockener Sekt, Leichtbier oder Branntwein.

Diese Getränke sollten grundsätzlich gemieden werden: Brände, Liköre, liebliche Weine, süße Obstweine, Sekt und Alcopops. Auch bei den Biersorten gibt es Unterschiede beim Gehalt des Malzzuckers und dem enthaltenen Alkohol. Dies muss unbedingt berücksichtigt werden. Allgemein gilt bei alkoholischen Getränken Folgendes: Alkoholische Getränke nie auf leeren Magen trinken.

Alkoholische Getränke auch nie vor oder bei einer körperlichen Belastung trinken. Dies gilt auch für das Tanzen in einer Diskothek. Nicht die kohlenhydrathaltigen Lebensmittel weglassen für den Konsum von Alkohol. Spritzen Sie kein Insulin bei alkoholischen Getränken. Die Folge könnte ansonsten eine Hypoglykämie sein.

DAS TÄGLICHE ESSEN

Eine Frage, die sich immer wieder stellt, ist, wie oft am Tag sollte gegessen werden. Hier haben sich zwei verschiedene Methoden bewährt: das Intervallfasten oder drei Mahlzeiten täglich mit ausreichend Pausen zwischen den Mahlzeiten.

DAS INTERVALLFASTEN HAT SICH BEWÄHRT

Beim Intervallfasten wird 16 Stunden lang gefastet und innerhalb von 8 Stunden gegessen. Hier gibt es zwei verschiedene Möglichkeiten, die Mahlzeiten zu verteilen. Entweder lassen Sie das Frühstück ausfallen und planen ein Mittag- und Abendessen ein oder Sie streichen das Abendessen von Ihrem Plan und genießen ein Frühstück sowie ein spätes Mittagessen.

In der Fastenphase wird komplett auf das Essen verzichtet. Wasser und ungesüßter Tee dürfen selbstverständlich getrunken werden. Die lange Pause gibt dem Körper eine Erholung, um die Nahrung gut zu verdauen, aufzunehmen und Entzündungsprozesse zu beseitigen.

3 MAHLZEITEN PRO TAG

Anstatt des Intervallfastens können auch drei Mahlzeiten über den Tag verteilt mit einer Pause von mindestens vier Stunden erfolgen.

Durch diese beiden Varianten der Mahlzeitenverteilung werden häufige Blutzuckerschwankungen umgangen. Die Bauchspeicheldrüse wird zwischendurch geschont. Die Leber kann gut verstoffwechseln.

Dadurch unterstützen Sie Ihren Körper und geben ihm die notwendigen Pausen zwischen den Mahlzeiten.

ESSEN – ABER RICHTIG

In der heutigen Zeit wird meist zu viel, zu schnell, zu hochkalorisch gegessen. Dadurch entsteht oft Übergewicht. Viele Erkrankungen resultieren hieraus. Machen Sie sich bereits im Vorfeld über Ihr Essen Gedanken. Überlegen Sie sich, was Sie in den nächsten Tagen essen möchten. Orientieren Sie sich nicht nur an dem, was Ihnen schmeckt, sondern auch an der richtigen Nährstoffversorgung. Ihr Einkaufszettel enthält die Produkte und Lebensmittel, die Sie für die Zubereitung der Speisen benötigen.

Bereiten Sie Ihre Mahlzeiten bewusst zu. Für manche ist Kochen ein Hobby und die totale Entspannung. Für andere ist es Stress pur. Halten Sie sich jeweils vor Augen, dass das gute Essen wichtig für Ihre Gesundheit ist. Sie müssen hier nicht zum Starkoch werden. Es gibt unzählige einfache Rezepte, die jeder zubereiten kann. Diejenigen, die Gefallen am Kochen gefunden haben, denen sind keine Grenzen gesetzt.

Beim Essen sollten Sie sich Zeit nehmen. Das Essen nebenher, beim Arbeiten, beim Fernseh-Schauen, beim Autofahren sollten Sie unterlassen. Essen Sie bewusst. Schalten Sie alle Ablenkungen aus. Genießen Sie Ihre Mahlzeit. Am Spruch „Gut gekaut ist halb verdaut." ist etwas Wahres dran. Gut zu kauen, ist sehr empfehlenswert. Essen Sie nicht zu schnell. Wie oft Sie kauen sollen, darüber gibt es keine einheitliche Empfehlung. Jedes Lebensmittel hat eine andere Konsistenz, da ist es schwer, hier eine allgemeingültige Aussage zu treffen.

Ein Tipp hierzu: Kauen Sie so lange, bis sich die Nahrung verflüssigt hat. Das Kauen hat noch einen weiteren Vorteil. Durch das gute Kauen wird die Nahrung zerkleinert und kann verstoffwechselt werden. Dies ist optimal für die Aufnahme der Nährstoffe aus der Nahrung.

WAS SIND BROT- BZW. KOHLENHYDRATEINHEITEN?

Kohlenhydrate werden bei der Aufspaltung und Verwertung, also bei der Verdauung, zu Glukose abgebaut und über den Darm ins Blut aufgenommen. Dies führt zu einem Anstieg des Blutzuckerspiegels. Jetzt wird Insulin benötigt, um die Glukose in die Zellen einlagern zu können. Durch die Einlagerung der Glukose in die

Zellen fällt der Blutzuckerspiegel wieder ab. Um die notwendige Insulinmenge zu berechnen, wurden Brotbeziehungsweise Kohlenhydrateinheiten eingeführt. Diese erleichtern das Ausrechnen des benötigten Insulins anhand der gegessenen Kohlenhydratmenge. Eine Broteinheit entspricht dem Wert von 12 Gramm Kohlenhydraten. Eine Kohlenhydrateinheit entspricht dem Wert von 10 Gramm Kohlenhydraten.

NAHRUNGSERGÄNZUNGEN KÖNNEN UNTERSTÜTZEN

Eine Nahrungsergänzung ist kein, wie oft vermutet wird, Mahlzeitenersatz. Eine Nahrungsergänzung ist, wie der Begriff es sagt, eine Ergänzung der Nahrung. Mit einer Nahrungsergänzung können Defizite in der täglichen Nährstoffversorgung trotz einer gesunden und ausgewogenen Ernährung ausgeglichen werden.

Durch Krankheiten, im Alter, bei zum Beispiel häufigem Essen in Restaurants oder Kantinen ist es meist nicht möglich, alle notwendigen Nährstoffe dem Körper in ausreichender Menge zuzuführen. Auch enthalten unsere Lebensmittel, vor allem Obst und Gemüse, nicht mehr die Menge an Vitaminen und Mineralstoffen wie es noch vor einigen Jahrzehnten der Fall war. Zum Beispiel enthalten die Orangen nur noch ein Achtel an Vitamin A als früher. Brokkoli hat 80 % weniger Kupfer und sogar der Weizen verlor seit 1842 die Hälfte an Mineralstoffen.

In einer Studie des Biochemikers Donald Davis im Jahr 2004 untersuchte er den Nährstoffverlust. Hier konnte Davis Daten von 1950 bis 1999 auswerten. Es wurden insgesamt 13 Nährstoffe, die in Obst und Gemüse enthalten sind, für diese Studie verwendet. Das Ergebnis war sehr erschreckend. Davis stellte fest, dass Eisen, Phosphor, Calcium, Vitamin C und Vitamin B2 von einem Rückgang betroffen waren. Insgesamt betrug der Rückgang zwischen 6 und bis zu 38 Prozent.

Woher kommt dieser Nährstoffverlust? Der Weizen wurde so verändert, dass er ertragreicher wird. Dies ging auf Kosten der Nährstoffe. Beim Obst und Gemüse wurden nährstoffarme Böden festgestellt. Die Böden wurden zerstört und die Fruchtbarkeit ließ nach. Dies ist allerdings noch nicht alles. Durch den Einsatz großer Mengen Dünger und einer reichhaltigen Bewässerung erhält man ein schnelles Wachstum der Pflanzen. Dadurch werden höhere Erträge erzielt. Allerdings steckt für uns auch genau hier das Problem.

Die Pflanzen können durch dieses extreme Wachstum nicht mehr mithalten, Nährstoffe herzustellen beziehungsweise diese aufzunehmen. Auch dies führt zu einem weiteren Nährstoffverlust. Weitere Veränderungen sind durch den Einsatz von Pflanzenschutzmitteln entstanden. Die Pflanzen enthalten um ein Vielfaches weniger Antioxidantien. Antioxidantien neutralisieren sogenannte "freie Radikale" und sollen somit zu einem verminderten Krankheitsrisiko beitragen.

Was können Sie tun? Es wird empfohlen, Obst und Gemüse aus ökologischem Anbau zu bevorzugen. Diese erkennen Sie am entsprechenden Siegel. Greifen Sie zu frischen und naturbelassenen Lebensmitteln beziehungsweise bauen Sie einfach selbst an, natürlich nur, wenn Sie die Möglichkeit dazu haben. Dann wissen Sie genau, was auf Ihren Tisch kommt.

Für Defizite gibt es zwischenzeitlich tolle Alternativen, diese mit Nahrungsergänzungen auszugleichen. Diese können gut dosiert, bedarfsgerecht und sehr individuell verabreicht werden. Um nicht willkürlich eine Dosierung solcher Mittel vorzunehmen, gilt die Empfehlung, durch eine Bestimmung der Blutwerte herauszufinden, ob ein Mangel und falls ja, von welchen Vitaminen und Mineralstoffen dieser besteht. Im zweiten Schritt kann dieses Defizit dann ausgeglichen werden. Auch die Dosierung sollte immer individuell angepasst werden.

Die Einnahme von Nahrungsergänzungen in Kombination mit der Einnahme von Medikamenten sollte nur in Absprache mit Ihrem Arzt erfolgen. Nahrungsergänzungen können die Wirkung von Medikamenten beeinflussen. Sie können die Wirkung schwächen oder sogar verstärken.

DIABETIKER SOLLTEN AUF DREI VITAMINE BESONDERS ACHTEN

Wie wichtig die Ernährung für Diabetiker ist, haben wir in einem der vorherigen Kapitel bereits erfahren. Eine Unterversorgung mit Mikronährstoffen, also Vitaminen und Mineralstoffen, kann bei Menschen mit Diabetes schwerwiegende Folgen auslösen. Schon kleine Mängel können erhebliche Auswirkungen haben. Gerade Diabetiker sollten auf die Zufuhr von Vitaminen achten und keinen Vitaminmangel haben. Hier sind drei Vitamine besonders zu erwähnen. Diese drei Vitamine sind Folsäure, Vitamin B12 und Vitamin D.

Bei einer Mangelerscheinung von Folsäure und Vitamin B12 können bei Menschen mit Diabetes

Empfindungsstörungen auftreten. Wie äußern sich diese Empfindungsstörungen? Dies kann Sehstörungen, taube und kribbelnde Hände oder auch Ausfälle der Sinneswahrnehmungen hervorrufen. Sollten Sie diese Symptome feststellen, kann dies auf Schädigung der Nerven für diesen Bereich hindeuten. Kontaktieren Sie umgehend Ihren Arzt und lassen Sie dies untersuchen. Ein Mangel von Vitamin D kann sich auf die Knochen auswirken. Sie sollten regelmäßig Ihren Vitamin-D-Spiegel prüfen lassen. Bei Diabetikern ist ein schnellerer Knochenabbau festzustellen als bei gesunden Menschen. Eine ausreichende Vitamin-D-Versorgung kann diesem entgegenwirken und Knochenbrüchen vorbeugen.

Bitte achten Sie auf eine ausreichende Aufnahme der genannten Vitamine. Dies setzt eine ausgewogene und gesunde Ernährung voraus.

Folsäure ist in bestimmtem Obst und Gemüse enthalten. Bitte planen Sie regelmäßig Salat, Tomaten, Spargel, Kohl und Hülsenfrüchte in Ihren Speiseplan ein. Vitamin B12 ist hauptsächlich in tierischen Lebensmitteln, wie Fleisch, Eier und Milch, enthalten. Als Vegetarier und Veganer gibt es Möglichkeiten, Vitamin B12 als Nahrungsergänzung aufzunehmen. Bitte klären Sie über die Blutwerte den Bedarf und unterstützen Sie bewusst für Ihre Gesundheit. Vitamin B12 ist ein sehr wichtiges Vitamin für unseren Organismus und für viele weitere lebensnotwendige Vorgänge im Körper unersetzlich. Vitamin D finden Sie in fettreichem Seefisch. Vitamin D wird auch unter Einfluss von UV-Strahlen vom Körper selbst gebildet.

VOR MAGNESIUMMANGEL SCHÜTZEN

Der Diabetiker sollte nicht nur auf einen ausgeglichenen Vitaminhaushalt achten, sondern auch die Mineralstoffe im Blick haben. Magnesium ist hier besonders zu erwähnen. Bei einem schlecht eingestellten Blutzuckerspiegel entsteht das Problem, dass Magnesium in hohem Maße über den Harn aus dem Körper geschwemmt wird. So kann sehr schnell ein Mangel an diesem wichtigen Mineral entstehen. Dadurch entsteht bei Diabetikern meist ein hoher Bedarf an Magnesium, der unbedingt ausgeglichen werden sollte.

Magnesium schützt vor Diabetes-Folgeerkrankungen und kann die Wirksamkeit des Insulins verbessern. Zu Magnesium ist weiterhin zu erwähnen, dass das Mineral eine positive Wirkung bei Entzündungsprozessen besitzt. Magnesium steckt in Nüssen,

Hülsenfrüchten und Vollkornprodukten. Auch die Einnahme einer Nahrungsergänzung wird empfohlen, um das Mineral in ausreichender Menge aufzunehmen.

BEWEGUNG IST DIE HALBE GESUNDHEIT

Bei Bewegung und Sport sollen Sie nicht gleich zum Leistungssportler werden. Wir sind dazu geschaffen, dass wir uns regelmäßig bewegen. Zu langes Sitzen und Immobilität kann zu vielen Problemen und auch Erkrankungen führen.

Bei Diabetes spielt die Bewegung eine ausschlaggebende Rolle. Bewegung kann den Blutzuckerspiegel senken. Dadurch wird empfohlen, moderate Bewegung in den Tagesablauf einzubauen. Dies kann auch bedeuten, dass ich mehr die Treppe anstatt den Aufzug benutze, oder ich laufe zum Einkaufen, anstatt immer mit dem Auto zu fahren. Wie wäre es mit einem kleinen Spaziergang nach dem Mittagessen, so etwa für 10 bis 20 Minuten. Auch das regelmäßige Aufstehen bei einer sitzenden Tätigkeit ist hier sehr vorteilhaft und empfehlenswert. Gehen Sie zwischendurch immer wieder einmal ein paar Schritte. Dies regt sogar das Gehirn wieder an und vielleicht haben Sie danach noch einen genialen Einfall.

Natürlich ist es empfehlenswert, regelmäßig Sport zu machen und sich dies einzuplanen. Ein Tipp hierzu: Suchen Sie sich einen Sport, der Ihnen auch Spaß und Freude bereitet. Es bringt Ihnen nichts, wenn Sie sich dazu quälen müssen und Sie schnell die Freude daran verlieren. Da haben Sie nichts dazugewonnen.

Überlegen Sie sich, ob Sie lieber den Sport allein machen, eher zu Hause, drinnen oder draußen oder vielleicht doch mit lieber mit anderen zusammen. Oder sind Sie vielleicht eher der Mannschaftstyp, der sich beim Fußball oder Tennis wohler fühlt? Sie finden bestimmt das Richtige für sich. Tragen Sie Ihre sportlichen Zeiten fest in Ihrem Terminkalender ein. Dadurch vergessen Sie diese nicht und Sie können diese einplanen. Sie möchten gleich beginnen? Hier kommt Ihr Bewegungs-Tipp: Die beste Uhrzeit für Ihr Training ist tatsächlich morgens direkt nach dem Aufstehen und vor dem Frühstück.

Zwei- bis dreimal pro Woche sind folgende vier Übungen für ein Ganzkörpertraining empfehlenswert: Kniebeugen, Unterarmstütz, Liegestütze und Crunches. Beginnen Sie damit, jede Übung ca. 30 Sekunden zu halten. Machen Sie 10 Sekunden Pause zwischen den Übungen. Sie können die Übungsdauer auf 45 Sekunden und danach auf 60 Sekunden erhöhen. Die Pausenzeiten können Sie dementsprechend auch anpassen. Sobald Sie die Übungen gut 60 Sekunden halten können, planen Sie zwei bzw. drei Durchgänge ein. Sie können eine weitere Steigerung in der Intensität erreichen, wenn Sie die Übungen dynamisch, also mit einer Bewegungsausführung, durchführen. Auch die Übungsreihenfolge ist immer wieder zu variieren, sodass sich der Körper nicht an den Ablauf gewöhnt.

Mit diesen vier Grundübungen werden viele Muskeln angesprochen. Durch das Training stärken Sie Ihre Muskulatur. Es werden Endorphine für die psychische Balance und die Ausgeglichenheit ausgeschüttet. Enzyme für die Körperfettverbrennung werden aktiviert. Bewegung hilft bei Osteoporose.

Die Venenpumpe in den Beinen wird verstärkt und dadurch wird das Herz entlastet. Sport beugt Bluthochdruck vor. Das sind ein paar wesentliche Vorteile durch regelmäßige sportliche Betätigung.

DAUERSTRESS WAR NOCH NIE GUT

Stress an sich ist noch nichts Schlimmes. Es gibt auch positiven Stress. Dieser wird Eustress genannt. Der negative Stress heißt im Fachausdruck Disstress. Ab und zu etwas Stress ausgesetzt zu sein, ist noch nichts Dramatisches. Unser Körper schüttet für stressige Situationen die Hormone Adrenalin, Noradrenalin und Cortisol aus.

Diese Hormone sind auch notwendig und waren früher überlebenswichtig bei der Begegnung mit einem Säbelzahntiger. Diese Hormone setzen plötzlich ungeahnte Kräfte frei, die zur Rettung des eigenen Lebens wichtig waren. Erst, wenn diese stressigen Situationen zu oft, zu häufig und zu lange vorkommen, sprechen wir von Dauerstress. Dieser Dauerstress belastet unseren Organismus. Die Hormone Adrenalin, Noradrenalin sowie Cortisol erhöhen den Blutzuckerspiegel. Dies ist eine sehr gefährliche Nebenwirkung von Dauerstress.

Es ist empfehlenswert, auf einen guten, erholsamen und ausreichenden Schlaf und auch tagsüber auf regelmäßige Pausenzeiten zu achten. Immer gut zu schlafen und sich Auszeiten zu gönnen, ist vermutlich nicht machbar. Allerdings sollten die stressigen Zeiten nur sporadisch vorkommen und nicht zum Dauerzustand werden.

Das Hormon Cortisol wird zum Beispiel in den frühen Morgenstunden ausgeschüttet. Dadurch können wir gut aufwachen. Es fällt im Lauf des Vormittags wieder ab und verzeichnet im Laufe des Nachmittags nochmals einen kleinen Anstieg, bevor es abends wieder abfällt. Dies sorgt für ein gutes Einschlafen und den erholsamen Schlaf.

Durch zum Beispiel Stress, übermäßigen Sport abends, zu spätes Essen am Abend steigt der Cortisolspiegel wieder an und macht uns wieder wach. Dies verhindert das Einschlafen und auch den erholsamen, entspannten Schlaf.

Umgang mit Diabetes

AKZEPTANZ UND VERSTÄNDNIS

Die Diagnose Diabetes stellt die Betroffenen meist vor viele Fragen. Die Betroffenen sind unsicher, wissen nicht, was auf sie zukommt und welche Einschränkungen es in Zukunft geben wird.

Die Erkrankung, die möglichen Folgeerkrankungen und die daraus entstehenden weiteren Folgen, die Veränderungen im Alltag, bei den Hobbys, beim Sport, auf der Arbeit, beim Abschluss von Versicherungen, die Medikation und vieles mehr sind eine große Herausforderung. Die Akzeptanz der Krankheit sowie die Anpassung der Lebensumstände an die neue Situation ist für viele nicht einfach, allerdings möglich. Diabetiker können genauso ein gesundes Leben führen. Wichtig ist, die Lebensumstände an die Erkrankung anzupassen. Die Krankheit zu kennen und zu akzeptieren, sind die ersten Schritte.

ALLTAGS- UND VERSICHERUNGSFRAGEN

Gesetzliche Krankenversicherungen übernehmen die Behandlung im erforderlichen Rahmen. Es sind bei den einzelnen Krankenkassen Präventionsprogramme möglich, die vor Folgeerkrankungen schützen können. Informieren Sie sich hier bei Interesse direkt bei Ihrer Krankenkasse. Vorsicht geboten ist bei privaten Krankenkassen.

Hier besteht die Möglichkeit, dass Diabetiker bei einer Erstversicherung abgelehnt werden. Auch der Abschluss von Lebens-, Unfall- und Berufsunfähigkeitsversicherungen ist nicht immer möglich. Erkundigen Sie sich hier frühzeitig bei Ihrem Versicherungsfachmann konkret über die Möglichkeiten.

Für Diabetiker gibt es die Möglichkeit, beim jeweiligen Versorgungsamt des Landkreises einen Grad der Schwerbehinderung zu beantragen. Den Antrag finden

Sie in der Regel auf der Internetseite des Landratsamtes. Diesen können Sie gemeinsam mit Ihrem Arzt ausfüllen und einreichen. Der Grad der Behinderung wird vom Amt von Fall zu Fall entschieden. Ein Diabetiker Typ 2 hat die Möglichkeit, einen Grad der Behinderung bis zu 30 Prozent zu erhalten. Ein Diabetiker Typ 1 bekommt in der Regel einen Grad der Behinderung über 40 Prozent.

Diabetiker haben mit weiteren Schwierigkeiten zu kämpfen. Am Arbeitsplatz oder bei Bewerbungen um einen Arbeitsplatz wurden Diskriminierungen von Erkrankten festgestellt. Es kann sogar vorkommen, dass bei der Erteilung der Fahrerlaubnis der Diabetes abgeklärt werden muss. Ganz zu schweigen von den finanziellen Belastungen, die auf den Betroffenen beziehungsweise dessen Familie zukommen.

Der Diabetes kann sogar psychische Auswirkungen zeigen. Hier stehen an erster Stelle die Depressionen. Dieses Krankheitsbild wirkt sich auf den gesamten sozialen Bereich des Betroffenen aus. Weitere Erkrankungen können dazukommen, wie zum Beispiel Angststörungen, psychische Essstörungen, Suchtabhängigkeiten durch Alkohol etc. Diese Erkrankungen wirken sich unweigerlich zusätzlich negativ auf den Diabetes aus.

DER SOZIALE BEREICH

Die Erkrankung hat auch im sozialen sowie zwischenmenschlichen Bereich und in der Familie Auswirkungen und kann eine Belastung sein. Dies ist vielen nicht bewusst. Bei Diabetes geht es meist um den Betroffenen und was sich alles für ihn ändert, wie er sich mit der Erkrankung arrangieren kann, was er selbst tun sollte und auch tun kann. Allerdings sollte man Familie, Freunde und Kollegen nicht außer Acht lassen, denn die Diagnose Diabetes hat Auswirkungen auf das gesamte Leben des Erkrankten.

Es ist allerdings möglich, all diese Veränderungen gemeinsam anzugehen. Der erste Schritt ist, die Krankheit zu akzeptieren, zu verstehen und selbst das Beste für seine Gesundheit zu tun. Die Unterstützung durch Partner, Familie, Freunde und Kollegen spielt eine immense Rolle. Hier ist es allerdings notwendig, offen mit der Erkrankung umzugehen, seine Mitmenschen zu informieren und einzubeziehen. Meist sind die Menschen, die dem Betroffenen nahestehen, ebenfalls zuerst überfordert.

Neben der medikamentösen oder auch Insulintherapie muss eventuell der Tagesablauf sowie eine Veränderung des Lebensstils in Erwägung gezogen werden. Auch eine Ernährungsumstellung ist möglich. Urlaube müssen längerfristig vorbereitet werden, da das

Reisen mit Diabetes eine gute Planung erfordert. Frauen, die an Diabetes erkrankt sind und einen Kinderwunsch haben, sollten ebenfalls vorausschauend planen und sich gut – auch bereits im Vorfeld – mit ihrem Arzt absprechen. Es können viele Veränderungen auf den Betroffenen zukommen.

Aus diesen Gründen wäre es sehr vorteilhaft, dass Menschen in unmittelbarer Nähe des Betroffenen bestens über Diabetes informiert und über die Krankheit aufgeklärt sind. Je besser sie hier zusammenarbeiten, desto sicherer sind sie und umso mehr können sie den Betroffenen unterstützen, eine optimale Hilfe sein sowie mit den Veränderungen der Lebenssituation klarkommen und sich selbst darauf einstellen.

DIE MEDIKAMENTE

Die Verabreichung der Medikamente – sei es nun Insulin oder Medikamente in Tablettenform – muss geübt werden. Auch die regelmäßige Kontrolle des Blutzuckers ist sehr wichtig, um die Insulindosierung optimal berücksichtigen zu können. Die Blutzuckermessungen stellen eine Selbstkontrolle dar. Durch die Blutzuckermessungen können Entgleisungen – Über- und auch Unterzucker – frühzeitig festgestellt werden.

8 geniale Tipps für Diabetiker

Beschäftigen Sie sich mit Ihrem Diabetes und setzen Sie sich mit Ihrer Erkrankung auseinander.

TIPP NUMMER 1

Kennen Sie Ihr Medikament. Sie müssen Ihre Tabletten kennen. Sie müssen Ihr Insulin kennen. Setzen Sie sich mit Ihren Medikamenten auseinander. Dies gilt bei Diabetes-Medikationen genauso wie auch bei weiteren Arzneimitteln. Es spielt keine Rolle, um welches

Medikament es geht. Dies gilt für Blutdrucktabletten, Schilddrüsenpräparate etc. genauso.

Ihnen sollte bekannt sein, wann und wie das Medikament wirkt. Nehmen Sie nicht nur das Medikament morgens, weil es der Arzt gesagt hat. Sie nehmen die Tablette, weil Sie wissen, warum es morgens am besten ist, diese einzunehmen. Beim Insulin sollten Sie Ihre Insulinwirkungskurve kennen. Auch ist es wichtig, dass Sie Ihre Spritz-Ess-Abstände kennen. Dies bedeutet, dass Sie wissen, wann Ihr Insulin wirkt, und zwar langsam oder recht schnell, und dadurch genau einschätzen können, wann Sie Ihr Insulin spritzen müssen, um den Blutzuckerspiegel in Balance halten zu können.

Wenn Ihnen bekannt ist, dass Ihr Insulin rasch ins Blut kommt, dann ist es nicht notwendig, vor dem Essen, sondern zum Essen zu spritzen. Andere Diabetiker müssen sich zum Beispiel vor dem Essen das Insulin spritzen.

TIPP NUMMER 2

Der zweite Tipp ist, dass Sie die Berechnung des Insulins beherrschen. Setzen Sie sich ebenfalls damit detailliert auseinander.

Jeder Diabetiker lernt, sein Essen in Brot- beziehungsweise Kohlenhydrateinheiten aufzuteilen. Dies ist eine wichtige Einheit, um das benötigte Insulin zu berechnen. Es gibt zusätzlich sogenannte Korrekturfaktoren. Diese sind von großer Bedeutung, wenn Sie beim Messen feststellen, dass Sie einen zu hohen Blutzuckerwert oder auch einen zu niedrigen Blutzuckerwert haben. Dadurch können Sie eigenständig die richtigen Anpassungen der Dosierung vornehmen.

TIPP NUMMER 3

Zum Thema Bewegung haben Sie schon einiges gehört. Die Bewegung ist bei Diabetes ein weiterer wichtiger Faktor. Zu wissen, wie sich der Blutzucker während des Sports verändert, ist hierbei vorteilhaft. Tasten Sie sich langsam vor. Probieren Sie es aus. Bei jedem schlägt die sportliche Aktivität unterschiedlich an. Dadurch ist das Messen wichtig und die bedarfsgerechte Anpassung der Medikation. Es gibt hier kein Patentrezept, was gut ist und was nicht. Beginnen Sie langsam. Steigern Sie die Intensität Schritt für Schritt. Bewegen Sie sich und beobachten Sie die Veränderungen in der Blutzuckerkurve.

TIPP NUMMER 4

Der vierte Tipp heißt Dokumentieren. Schreiben Sie alles auf: Ihre Blutzuckermessungen, die Zuckerkurven, Ihre Sporteinheiten. Alles ist relevant. Sie können sich nicht alles merken. Für die Arzttermine, um den Verlauf der Erkrankung zu besprechen, Ihre sportlichen Aktivitäten und auch um die Einstellung der Medikation zu optimieren, sind diese Notizen sehr wichtig.

Es ist sicherlich auch manchmal lästig, immer alles aufzuschreiben. Denken Sie daran, es geht um Ihre Gesundheit. Sie tun sich hiermit etwas Gutes. Es ist wichtig für Sie. Kaufen Sie sich ein tolles Notizbuch. Schreiben Sie Ihr Ziel hinein. Kleben Sie ein sensationelles Foto hinein. Und los geht's mit dem Dokumentieren, Dokumentieren, Dokumentieren.

TIPP NUMMER 5

Ist Ihnen bekannt, wie sich ein Unter- oder Überzucker anfühlt? Achten Sie auf Ihren Körper. Entwickeln Sie ein gutes Körpergefühl. Kennen Sie bitte die Symptome von Über- und auch von Unterzucker.

Nur, wenn Ihnen diese bekannt sind, können Sie rechtzeitig Blutzucker messen und angebracht reagieren.

TIPP NUMMER 6

Lernen Sie, dass das richtige Essen nicht Ihr Feind ist, sondern Ihr Freund. Sie können bei Diabetes sehr viel durch gutes Essen und komplexe Kohlenhydrate in den Griff bekommen. Essen ist magisch und jeder Diabetiker ist anders. Nicht jedes Kohlenhydrat schlägt bei jedem Betroffenen identisch zu Buche.

Beschäftigen Sie sich mit Ihrem Essen. Probieren Sie aus, welche Nahrungsmittel gut für Ihren Blutzucker sind und welche Sie besser weglassen oder nur in geringen Mengen zu sich nehmen sollten.

TIPP NUMMER 7

Geben Sie Ihrem Umfeld, der Familie, Ihrem Partner, Ihrer Partnerin das Gefühl, dass Sie Ihre Krankheit kennen und Sie wissen, was Sie tun. Es gibt Ihnen selbst tägliche Sicherheit und auch Ihrer Familie. Bilden Sie sich stetig weiter und lernen Sie dazu. Bleiben Sie auf dem aktuellen Stand und freuen Sie sich über Weiterentwicklungen und Erleichterungen bei Ihrem Diabetes.

TIPP NUMMER 8

Akzeptieren Sie Ihren Diabetes. Achten Sie darauf, welche Einstellung Sie gegenüber Ihrer Erkrankung haben. Die Akzeptanz ist der erste Schritt zum neuen Leben mit Diabetes. Sie können auch mit Diabetes ein langes und gesundes Leben führen. Passen Sie Ihre innere Einstellung an. Probieren Sie es aus. Machen Sie Dinge, die Ihnen Freude bereiten. Genießen Sie Ihr Leben mit Diabetes.

Viel Erfolg und stets eine gute Gesundheit

L iebe Leserin, lieber Leser.

Beim Umsetzen der Tipps wünsche ich Ihnen viel Erfolg. Lernen Sie Ihren Körper kennen. Informieren Sie sich weiterhin über Diabetes. Achten Sie auf Warnsignale. Reagieren Sie souverän. Freuen Sie sich, wenn Sie Ihrer Gesundheit etwas Gutes tun können. Bleiben Sie fit und gesund und haben Sie Spaß am Leben.

Herstellung und Verlag:
BoD – Books on Demand, Norderstedt
ISBN: 9783755716662
© Martina Hirsch 2021

1. Auflage
Kontakt: Psiana eCom UG/ Berumer Str. 44/ 26844 Jemgum
Covergestaltung: Fenna Larsson
Coverfoto: depositphotos.com